AF328201

CONTRIBUTION A L'ÉTUDE

DU

CANCER DES ORTEILS

PAR LE DOCTEUR

Louis GALLIARD

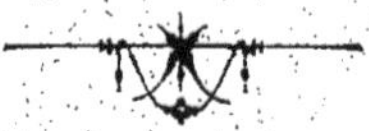

LYON

IMPRIMERIE A. WALTENER ET Cie

14, Rue Belle-Cordière, 14

1882

CONTRIBUTION A L'ÉTUDE

DU

CANCER DES ORTEILS

CONTRIBUTION A L'ÉTUDE

DU

CANCER DES ORTEILS

PAR LE DOCTEUR

Louis GALLIARD

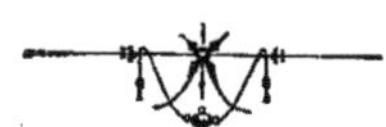

LYON

IMPRIMERIE A. WALTENER ET Cⁱᵉ

14, Rue Belle-Cordière, 14

—

1882

INTRODUCTION

Au mois de novembre dernier, nous eûmes l'occasion d'observer, dans le service de M. le Dr Mollière, chirurgien en chef de l'Hôtel-Dieu de Lyon, un malade portant au gros orteil une petite tumeur dont le début avait présenté des caractères tout particuliers, et qui s'était généralisée très rapidement aux ganglions lymphatiques. Comme M. Mollière appelait fréquemment notre attention sur cette affection, nous faisant remarquer qu'elle n'avait pas encore été décrite, nous lui proposâmes d'en faire notre sujet de thèse ; il approuva notre idée et nous nous mîmes à l'œuvre immédiatement. Quelque temps après, un cas offrant une certaine analogie avec le précédent se présentait dans le même service. L'examen histologique montra que l'on avait affaire à deux tumeurs de nature différente, mais pouvant être rangées l'une et l'autre parmi les productions malignes, c'est-à-dire parmi les *cancers*. Nous nous sommes mis alors à la recherche d'observations analogues. M. le Dr Augagneur, chef de clinique à la Faculté, voulut bien nous en communiquer une qu'il avait recueillie, pendant son internat, dans le service de M. Létiévant, et nous pûmes en rassembler encore quelques-unes, publiées soit en France, soit à l'étranger.

Il résulte de nos recherches que les différentes variétés de cancer que l'on peut rencontrer au niveau des orteils sont : l'épithéliôme, le carcinôme et le sarcôme. Nous n'avons en vue, dans ce travail, que les deux dernières, l'épithéliôme des orteils ayant été étudié, il n'y a pas très longtemps, par M. Davillé, dans sa thèse inaugurale (Thèse de Paris, 1880). Nous verrons encore que, dans la majorité des cas, c'est au sarcôme, soit pur, soit mélanique, que l'on a affaire.

C'est au point de vue clinique que cette étude nous a paru particulièrement intéres-

sante, aussi la symptomatologie formera-t-elle
la partie principale de ce travail. Nous la ferons
précéder d'un historique nécessairement fort
court, car ce sujet paraît avoir été très peu étudié. Nous chercherons ensuite quelles sont les
causes qui favorisent le développement de la
maladie. Nous serons bref sur le chapitre de
l'anatomie pathologique, car nous ne pourrions
que répéter ce qui a déjà été dit sur les différentes variétés de cancer dans les divers traités
d'anatomie pathologique. Nous ajouterons
enfin quelques considérations sur le diagnostic,
le pronostic et le traitement de cette affection.

Que M. le Dr Mollière reçoive ici l'expres-
sion de notre gratitude pour la bienveillance
avec laquelle il a accepté de nous diriger dans
ce travail et pour les bons conseils qu'il nous
a prodigués.

Nous ne saurions trop remercier aussi M. le
Dr Augagneur, chef de clinique chirurgicale à
la Faculté, qui a bien voulu mettre entièrement
à notre disposition ses connaissances en his-
tologie.

Nous adressons nos sincères remercîments à
tous nos amis qui, par leur concours, nous ont
rendu notre tâche plus facile. Nous citerons
particulièrement M. Audry, interne des hôpi-

taux, à qui nous devons notre principale observation, et M. J. Bourgin, dont les connaissances
en allemand nous ont été d'un grand secours.

Enfin, nous remercions M. le professeur
Berne de l'honneur qu'il a bien voulu nous
faire en acceptant la présidence de notre thèse.

Historique

En parcourant les différents ouvrages qui traitent
des tumeurs, bien que nous y trouvions la question
du cancer en général traitée d'une façon très détaillée, presque nulle part nous ne voyons mention-
né le cancer des orteils avec ses caractères particuliers que nous avons tenu à mettre en évidence. Alibert (1) cite bien une observation de Béclard sur un
cas de mélanose généralisée ayant débuté par le
bord tibial du pied gauche sous forme d'une petite
tumeur noire ; mais il est impossible de savoir quelle
était la nature histologique de la tumeur. Lebert (2)
cite un cas de tumeur fibro-plastique développée
autour de la phalange unguéale du gros orteil, mais

(1) ALIBERT. *Nosologie naturelle*, p. 553.
(2) LEBERT. *Physiologie pathologique*, t. II, p. 136.

il ne traite la question de ces sortes de tumeurs qu'à un point de vue général et sans y ajouter aucune réflexion relative au siége de cette affection, et cela se conçoit aisément, car le fait dont il parle n'avait rien présenté de bien particulier ; la tumeur, comme on le verra plus loin (Obs. VIII), avait suivi la marche habituelle du sarcôme. C'est le seul fait de tumeur fibro-plastique des orteils dont il fasse mention. Dans son traité d'anatomie pathologique, il admet la possibilité de l'infection de l'économie tout entière par ce genre de néoplasme, mais sans en indiquer le mécanisme. Quant aux tumeurs mélaniques, il indique aussi leur présence simultanée dans un grand nombre d'organes. Mais, à part ces généralités, nous n'avons rien trouvé dans ses ouvrages qui puisse avoir quelque rapport avec notre sujet.

Si nous poursuivons nos recherches dans les auteurs plus modernes, nous n'en trouvons qu'un seul qui ait signalé cet aspect particulier que présente le sarcôme des orteils, c'est Virchow (1). Il dit, en effet, après avoir parlé des Kéloïdes : « Les formes les plus rapprochées de ces sarcômes cicatriciels sont celles qui se développent le plus souvent sur le tégument externe, après des irritations et des inflammations réitérées..... Sous ce rapport, la prédominance de ces états morbides à une place toute particulière, *au pied, surtout au grand orteil, mérite un intérêt particulier.* En général, le sarcôme ne suc-

(1) Virchow. *Pathologie des tumeurs*, traduction française, t. ii, p. 241.

cède ici que très tardivement à des gonflements, à des inflammations ou à des ulcérations. *Quelquefois, il revêt d'abord la forme de l'onyxis malin ou fongueux.* »

Dans son *Traité des maladies de la peau*, Hébra (1) rapporte cinq observations de sarcômes mélaniques ayant débuté sur différentes régions du pied ; mais aucun n'a eu son point de départ au niveau des orteils, et les caractères que leur marche a présentés diffèrent assez notablement de ceux qu'ont présentés les cas observés par nous-même. Il s'agit en effet, dans ces cinq observations, de cette forme de mélanose qu'on pourrait appeler infectieuse, dans laquelle on voit apparaître des tumeurs mélaniques d'abord sur un pied, puis sur l'autre ; quelque temps après, les mains, les bras, et enfin une notable partie du tégument externe présentent des productions analogues ; mais la maladie ne s'est pas développée de proche en proche, en suivant la voie lymphatique, comme dans le cas qui nous occupe. C'est ce qui a fait dire à Hébra que la généralisation du sarcôme pigmentaire de la peau ne se fait jamais par la voie lymphatique.

Neumann (2) ne cite aucune observation, mais il émet les mêmes idées qu'Hébra. Voici ce qu'il dit sur le mode de propagation de ces tumeurs : « Les sarcômes pigmentaires qui se montrent aux extré-

(1) HÉBRA. *Traité des maladies de la peau*, traduction française, t. II, p. 605.
(2) NEUMANN. *Traité des maladies de la peau*, traduction française, p. 503.

mités, surtout aux pieds, ont un accroissement rapide et déterminent la mort dans l'espace d'un ou deux ans........ Les ganglions lymphatiques ne sont nullement envahis ou ne le sont que très tard, comme Billroth l'a fait observer le premier. La voie d'infection se fait surtout par les veines. »

Nous trouvons aussi, dans le *Dictionnaire de médecine et de chirurgie pratique*, quelques cas de sarcôme des orteils cités soit à propos de la mélanose, soit à propos des maladies du pied, mais sans que les auteurs paraissent y attacher une importance particulière.

Quant aux traités classiques de pathologie externe, ils sont tous absolument muets sur ce point.

Pour ce qui est du carcinôme des orteils, nous ne croyons pas que rien ait encore été dit là-dessus, et jusqu'ici aucun examen microscopique n'était encore venu affirmer la nature carcinomateuse d'une tumeur des orteils.

Symptomatologie.

Rien n'est plus variable que le début de la maladie qui nous occupe. Aussi, est-il assez difficile d'en tracer d'une manière claire et précise le tableau symptomatique. Nous allons essayer cependant, soit d'après ce que nous avons pu observer nous-même, soit d'après les indications que nous fournissent les observations qui nous ont été communiquées et les quelques cas publiés jusqu'à ce jour, d'exposer les principaux caractères que présente habituellement cette affection.

Les malades racontent ordinairement qu'à une époque plus ou moins éloignée, c'est-à-dire un ou deux ans auparavant, ils se sont fait à l'orteil une légère écorchure à laquelle ils n'ont ajouté pendant longtemps aucune importance. C'est ce que nous voyons dans les observations de Richet, de Bush (Obs. VII et IX), et dans celle de Lucke (Obs. VI), où il s'agit d'une jeune fille qui s'était blessé l'orteil en ramassant des ramilles. Dans certains cas, le traumatisme a été plus violent ; il y a eu un écrasement partiel de l'orteil, un arrachement plus ou moins complet de l'ongle, comme cela avait eu lieu dans un des cas que nous avons observés (Obs. V). La plaie ainsi produite, au lieu de se cicatriser en quelques jours, comme le ferait une plaie ordinaire, reste plus ou moins longtemps stationnaire, puis tend à s'élargir et à devenir exubérante, mais en présentant toujours dans son développement une marche assez lente.

D'autres fois, par le fait d'un soulier qui blesse (Obs. II), ou sans que l'on puisse invoquer aucune cause (Obs. I), on voit survenir un peu d'inflammation au pourtour de l'ongle ; il se forme une petite collection purulente sous-épidermique ou seulement de petites vésicules ressemblant à des brûlures. Au bout de quelque temps l'épiderme se rompt, laissant échapper le liquide qu'il emprisonnait et mettant à nu une surface bourgeonnante, fongueuse et n'ayant aucune tendance à la cicatrisation. C'est dans ces cas surtout que l'on a cru avoir affaire à un simple onyxis, erreur des plus faciles à commettre et cependant si grave pour l'avenir du malade. C'est principalement à ce point de vue que les deux observations suivantes nous paraissent intéressantes.

OBS. I. (Inédite). — Carcinôme (squirrhe) du gros orteil ; généralisation.

(Recueillie par M. Audry, interne des hôpitaux)

Eugène M....., marchand de farine, âgé de 52 ans, entre le 21 novembre 1881, salle St-Louis, à l'Hôtel-Dieu, (service de M. le Dr Mollière).

Père mort à 65 ans d'un chaud et froid ; mère morte à 84 ans. Un frère vivant (65 ans) ; une sœur morte (cause inconnue). Le malade n'a eu qu'un enfant, actuellement en bonne santé. Lui-même a toujours été très robuste. Pas de traces de scrofule ; pas de syphilis. A 19 ans, abcès volumineux à la partie externe du genou gauche ; on trouve à sa place une cicatrice.

Il y a huit mois, au niveau du gros orteil gauche, sans qu'il y ait eu de traumatisme à l'origine, apparition de petites phlyctènes en arrière et sur les côtés de l'ongle (le malade est très explicite sur ce point, il les compare à des brûlures). Les phlyctènes laissèrent échapper de l'eau, et au-dessous apparut une surface rougeâtre, bourgeonnant peu à peu, et dont les bourgeons envahirent petit à petit toute la périphérie de l'ongle et s'étendirent alors en avant.

Au début, les mêmes phlyctènes s'étaient aussi produites sur le gros orteil, du côté droit, mais au bout de quinze jours elles avaient disparu sans laisser de traces.

A ce moment, sensation de cuisson. Le malade n'a jamais eu de douleurs bien fortes, seulement la plaie de l'orteil devenait quelquefois saignante et passait par des alternatives d'aggravation et d'amélioration, comme étendue du moins.

Il y a trois ou quatre mois, œdème fugitif de la jambe gauche.

Il y a six mois, apparition dans l'aine du côté malade d'une tumeur du volume d'une noix, roulant sous le doigt, et qui a pris une augmentation rapide surtout depuis un mois (elle a bien pris dans ce dernier mois un tiers du volume qu'elle présente). Le malade, qui avait perdu sa femme, s'est beaucoup tourmenté à ce moment. Quelques douleurs dans la tumeur sous l'influence de la fatigue. Amaigrissement de 15 kilog. depuis deux mois. Conservation de l'appétit et du sommeil.

Etat actuel. — La dernière phalange du gros orteil est rouge et tuméfiée ; à la partie antérieure, bourgeon volumineux, de la grosseur d'un gros œuf de pigeon, à surface à peu près lisse, rouge clair, avec quelques petits points d'hémorrhagie capillaire ; il est légèrement pédiculé à sa base ; son implantation se fait surtout sur la matrice de l'ongle, car celui-ci est fissuré, ne persiste que dans sa partie postérieure et est soulevé par du pus. Pas de douleurs à la pression ; pas de douleurs spontanées non plus dans l'orteil.

Il n'y a pas de bourgeons à la partie postérieure de l'ongle ; l'endroit où se trouvaient les phlyctènes est seulement ridé comme le reste de la phalange.

Au niveau du genou, le malade n'a jamais ressenti de douleurs. A la partie interne, entre les tendons de la patte d'oie et le fémur, on trouve une tumeur sous-cutanée, indolente, mobile latéralement, de la grosseur d'une noix, dont le malade ne soupçonnait pas l'existence, et à laquelle se surajoute en avant un petit lobe plus profond et moins perceptible.

A la racine du membre, sur la partie antérieure de la cuisse, énorme tumeur reposant par une large base sur la cuisse dont elle occupe toute la partie antérieure, sauf deux à trois centimètres à la partie externe. Son grand diamètre est oblique en bas et en avant; la mensuration dans ce sens donne 27 centimètres et 17 dans le sens perpendiculaire. Périmètre de la cuisse à ce niveau, 66 centimètres; l'autre cuisse ne mesure que 53 centimètres.

La tumeur offre, à la simple vue, une grande saillie supérieure, à laquelle se surajoute, à la partie supéro-externe, un autre lobe moins développé. Elle semble ne pas dépasser l'arcade crurale.

La peau est très légèrement rouge.

A la palpation, on distingue encore plus nettement les deux lobes. La tumeur est sous-cutanée, mobile latéralement; la peau est adhérente. On trouve, en outre, à sa surface, d'autres bosselures moins évidentes, ainsi que des points kystiques. Elle n'est pas douloureuse.

Mais, en outre, on constate que la tumeur envoie au-dessus de l'arcade crurale un prolongement de forme allongée, à grand diamètre parallèle à l'arcade, et mesurant dans ce sens à peu près 7 centimètres. Elle est aussi sous-cutanée en ce point, mais semble s'enfoncer beaucoup plus profondément et est moins mobile.

Actuellement, pas de phénomènes de compression dans le membre; on ne trouve pas d'autre signe de généralisation. Pas de phénomènes généraux, sauf l'amaigrissement qui est relatif, car le malade a été très gros et très robuste.

3 Décembre. — Ablation du gros orteil avec de forts ciseaux. Le trait de section porte très légèrement en arrière de l'interligne des deux phalanges. Le malade n'accuse presque aucune douleur. Pansement de Lister. Pas d'hémorrhagie. Le soir pas de douleurs.

8 Décembre. — Le malade demande à changer son pansement. La plaie a un bon aspect; elle commence à bourgeonner; pas de pus. Nouveau pansement de Lister. Depuis

deux ou trois jours, le malade se plaint de raideur et de douleur légère dans le genou droit.

15 Décembre. — Le malade éprouve des douleurs vagues dans les deux jambes. Œdème de la jambe gauche depuis deux ou trois jours.

16 Décembre. — Pansement ; la plaie bourgeonne.

20 Décembre. — Le malade semble s'affaiblir. Douleurs vagues dans les jambes. Toujours un peu d'œdème douloureux à la pression, à la jambe gauche.

21 Décembre. — Pansement. La plaie a très bon aspect.

23 Décembre. — La tumeur a augmenté de volume depuis l'entrée du malade ; ses diamètres sont de 20 et 30 centimètres. La circonférence de la cuisse, 68 centimètres. Le prolongement pelvien a aussi augmenté de volume et est devenu légèrement douloureux.

Les ganglions du genou ont aussi un peu augmenté.

Pas de ganglions cervicaux ou axillaires. Pas de ganglions dans l'aine opposée.

La rate et le foie ne sont pas hypertrophiés.

Rien de particulier aux poumons. Le malade est véritablement affaibli.

La peau de la tumeur est devenue plus mince et légèrement livide. Pas de douleurs spontanées.

25 Décembre. — Sur sa demande, sortie du malade.

Voici les résultats de l'examen histologique fait par M. le docteur Augagneur.

Après durcissement dans l'acide picrique et la gomme, la tumeur est colorée au picro-carminate d'ammoniaque. Les coupes minces ont présenté ce qui suit :

On constate, sans hésitation, que le néoplasme appartient au genre carcinôme. L'existence d'alvéoles dont les parois sont formées par du tissu fibreux est très évidente. Un certain nombre de ces alvéoles sont vides ; quelques-unes contiennent encore trois ou quatre cellules en rapport avec la paroi, d'autres ont leur cavité absolument remplie par les éléments cellulaires. Ces éléments cellulaires ont, pour la plupart, une forme assez régulièrement circulaire; on en voit cependant quelques-uns munis de prolongements irréguliers; nous n'en avons pas rencontré qui offrissent les formes dites en raquette. La plupart des cellules contiennent plusieurs noyaux volumineux, munis eux-mêmes de nucléoles. Le nombre des alvéoles, le volume assez considérable de leurs travées, leur régularité montrent que la partie fibreuse est l'élément important de ce néoplasme qui doit se rattacher aux formes squirrheuses. Les vaisseaux sont peu abondants. De grandes masses de tissu fibreux, à direction parallèle, séparent la tumeur en un certain nombre de lobules. A la périphérie, les cellules embryonnaires sont assez nombreuses, ce qui semble démontrer une activité inquiétante dans l'accroissement de l'affection.

Quant au point où le cancer a pris naissance, il est facile de voir que l'os et le périoste de la dernière phalange de l'orteil sont absolument intacts. Par contre, le tissu cellulaire est complètement envahi, l'épiderme, détruit par l'ulcération, a complètement disparu.

En résumé : carcinôme (squirrhe) développé dans le tissu cellulaire de la dernière phalange du gros orteil.

OBS. II. — Affection mélanique du gros orteil, consécutive a un mal d'aventure (whitlow) de l'ongle.

(Publiée par Hutchinson) (1)

Le trait particulier du cas que nous a présenté cette malade est le fait d'une affection certainement maligne ayant eu pour

(1) *Transactions of the Path. Soc. of London.* Vol. viii, p. 404.

point de départ un ulcère d'un caractère bénin au début. M. D…
femme de ménage irlandaise, âgée d'environ 60 ans, jouissant
d'une excellente santé, se présenta pour la première fois, comme
malade externe (out-patient) au Metropolitan Free Hospital,
dans la première moitié de l'année 1855. Elle avait au gros
orteil du pied droit un mal blanc qui la faisait souffrir depuis
huit mois environ. Il avait été causé, nous a-t-elle dit, par un
soulier qui la blessait. Une partie de l'ongle était déjà tombée,
et j'enlevais encore avec des ciseaux une portion considérable
de tissu entièrement sphacélé. La matrice de l'ongle et les parties
adjacentes étaient enflammées et très sensibles, mais on ne re-
marquait rien de plus que ce que l'on voit souvent dans cette
affection très douloureuse désignée sous le nom *d'onyxis*. Elle
attendit ainsi des mois, pendant lesquels elle usa de différentes
sortes d'onguents, sans obtenir aucune amélioration. J'inclinais à
attribuer l'état stationnaire de cet ulcère à ce que cette femme était
obligée de se tenir continuellement debout. Sa base alla en s'in-
durant et en se gonflant de plus en plus, et il me vint à l'idée que
cet ulcère pourrait bien être syphilitique, la malade m'ayant avoué
elle-même qu'elle avait eu la syphilis. J'essayai donc l'iodure de
potassium à l'intérieur, mais il ne produisit aucun effet appréciable sur la plaie. A la fin, la malade se lassa d'attendre, et je
la perdis de vue pendant des mois.

En février 1857, elle se présenta de nouveau, son état n'ayant
fait qu'empirer. L'orteil était considérablement élargi, et il présentait des masses dures, bosselées, qui, bien que mal définies,
paraissaient très suspectes.

L'ulcération de l'une de ces nodosités avait pris place un peu
au-dessus de la plaie produite par la chute de l'ongle. L'ongle
ne paraissait pas du tout vouloir se reproduire; la plaie, au
contraire, était couverte de granulations d'un aspect livide et
ne présentant aucune tendance à la cicatrisation. La malade se
plaignait alors que la douleur, qui avait toujours été considérable,

avait tellement augmenté qu'elle lui ôtait le sommeil. C'était une douleur cuisante, lancinante. En examinant la cuisse, je trouvai vers sa partie moyenne, juste au dessus des vaisseaux, mais s'étendant un peu en dehors, une tumeur molle, de la grosseur d'une petite pomme, qui, d'une part, était mobile sur les parties profondes, et, d'autre part, avait respecté la peau. La consistance de cette tumeur était exactement celle que j'avais remarquée habituellement dans les ganglions atteints de mélanose, et, ce qu'il y avait d'assez curieux, le siège était exactement celui que j'avais noté plusieurs fois dans les cas de mélanose ayant débuté par quelque région du pied. Les ganglions de l'aine n'étaient pas augmentés de volume. Nous nous doutions alors un peu de la nature maligne de la maladie, et il fut décidé qu'on pratiquerait l'ablation. Après l'amputation, l'orteil nous laissa voir une masse de cancer mélanique et médullaire, infiltrant les tissus sous-cutanés au voisinage de la plaie. Dans certains points le dépôt était complètement noir ; en d'autres points plus étendus, il n'était que légèrement coloré. Les ganglions enlevés à la cuisse étaient mélaniques seulement ; ils étaient ramollis par places et renfermaient un liquide épais et noir.

Les deux plaies guérirent complètement. Il avait été bien constaté qu'au temps de l'opération la malade n'avait rien perdu de son embonpoint et qu'elle jouissait toujours d'une bonne santé.

M. Hutchinson, le 3 mars 1857.

Note. — 25 octobre. — La pauvre femme est de nouveau tourmentée par le retour de son mal. Dans l'aine se trouve une large masse cancéreuse saignante, et deux petits nodules mélaniques existent près de la cicatrice de l'amputation. — J. H.

Un fait analogue a été rapporté par M. Gorju, dans sa thèse, et quoique les détails fassent complètement défaut, comme l'erreur que nous signalons a été commise dans ce cas, nous en reproduisons l'observation.

OBS. III. — Tumeur mélanique du gros orteil.

(Observée par Follin et rapportée par Gorju) (1)

M. Follin eut occasion de voir un cancer mélané récidivé chez une femme : la tumeur primitive avait été méconnue ; elle siégeait au niveau du bord interne du gros orteil. Le chirurgien qui soignait alors la malade, croyant avoir affaire à une variété d'ongle incarné, avait fait plusieurs cautérisations successives qui avaient été rapidement suivies de la guérison. M. Follin, averti de cette circonstance et se rappelant un cas précédent, examina la cicatrice et la trouva infiltrée de matière mélanique ; il put alors diagnostiquer sûrement la nature de la tumeur récidivée.

C'est sans doute au cas de cette malade que Follin fait allusion, dans son traité de pathologie externe, à propos du cancer de la peau. Comme il donne quelques détails complémentaires, nous croyons intéressant de rapporter ses propres termes. Voici, en effet, ce qu'il dit : (2)

« Une femme, opérée par les caustiques d'une très petite tumeur qui se trouvait sur la peau du gros orteil droit, vint me consulter six mois après cette cautérisation faite par Thomas (de Tours). La cicatrice était un peu brunâtre, mais

(1) Gorju. Thèse de Paris, 1857.
(2) Follin. *Traité de path. ext.*, T. ii, p. 69.

sans tuméfaction ni douleur, et ce qui tourmentait la malade, c'était une tumeur assez fluctuante à la partie supérieure de la cuisse. Il était remarquable de trouver là, comme dans les cas déjà cités, une indépendance apparente de la maladie primitive et de l'engorgement ganglionnaire. Aussi un chirurgien de Paris qui vit la malade avec moi crut à un kyste séreux de l'aine, et n'accepta pas mon diagnostic d'une poche ganglionnaire remplie de mélanose demi-liquide. L'opération vint malheureusement confirmer ma supposition, et quatre à cinq mois après l'ablation, d'ailleurs partielle, de ce cancer ganglionnaire, la malade succombait aux progrès de l'altération cancéreuse. »

Telle est la forme sous laquelle la maladie fait le plus ordinairement son apparition. Il ne faudrait pas croire cependant qu'il en soit toujours absolument de même. Il existe, en effet, une autre forme sous laquelle cette affection peut manifester son début. Elle consiste dans la présence de petites tumeurs cutanées, généralement arrondies, ne faisant qu'une légère saillie à la surface de la peau et présentant une coloration noire assez foncée. Ces tumeurs peuvent rester longtemps stationnaires ; quelques-unes même datent de la naissance et ne sont autre chose que des *nævi pigmentaires congénitaux* ; puis à un moment donné, ordinairement sous l'influence d'une cause mécanique, l'épiderme qui les recouvrait disparait et laisse à sa place une ulcération qui ne tend qu'à s'accroître. Ce mode de début se retrouve d'une façon très nette dans l'observation suivante.

OBS. IV (Inédite). — Sᴀʀᴄôᴍᴇ ᴍᴇ́ʟᴀɴɪǫᴜᴇ ᴅᴜ ɢʀᴏs ᴏʀᴛᴇɪʟ.
Iɴғᴇᴄᴛɪᴏɴ ɢᴀɴɢʟɪᴏɴɴᴀɪʀᴇ ᴅᴇ ʟ'ᴀɪɴᴇ.

(Communiquée par le Docteur Augagneur).

X..., 57 ans, cultivateur, habitant Chalon-sur-Saône, entre à l'Hôtel-Dieu, salle St-Louis (service de M. le docteur Létiévant).

On ne trouve aucun antécédent pathologique à relever dans l'histoire de cet homme.

Rien du côté de l'hérédité.

Il portait, depuis l'enfance, au niveau de l'articulation phalango-phalangienne du gros orteil gauche, à la face plantaire et plus rapproché du bord tibial, un *grain de beauté* noirâtre, du volume d'un très petit pois.

Il y a dix-huit mois, il s'aperçut que ce grain de beauté s'était excorié sous l'influence des frottements dus à une chaussure un peu étroite. Cette excoriation s'étendit peu à peu, le grain de beauté augmenta de volume et prit une surface bourgeonnante. Le malade consulta alors un médecin, qui fit sur la petite tumeur des cautérisations répétées avec le nitrate d'argent. La masse bourgeonnante, qui n'avait jamais été plus grosse qu'un haricot, s'affaissa peu à peu, et la cicatrisation était complète après quelques semaines.

Mais, en même temps, survenait, dans la région inguinale du même côté, une tuméfaction pour laquelle le malade entre aujourd'hui à l'hôpital.

Je constate, en effet, dans la région inguinale gauche, une tumeur du volume d'une tête de fœtus. Elle commence à un travers de doigt au-dessous de l'arcade crurale et s'étend plus sur le côté interne du membre, dans la direction du paquet vasculaire. Sa forme est à peu près régulièrement circulaire. A sa surface, se montrent quelques bosselures dont plusieurs ont une teinte noire caractéristique. Au pourtour de quelques-unes de ces bosselures, la peau est un peu rouge, brillante, amincie, à la veille de s'ulcérer.

Au toucher, je trouve que la tumeur est mobile en masse et seulement dans une certaine mesure sur les parties profondes. La peau est adhérente à sa surface. Dans les points où la peau est amincie, on sent une fluctuation assez vague. La consistance générale du néoplasme est assez marquée ; ce dernier est divisé en plusieurs lobes et lobules fortement réunis entre eux.

La douleur est nulle, soit au toucher, soit spontanément.

L'examen des autres régions nous offre quelques particularités à signaler. La fosse iliaque gauche contient quelques ganglions situés profondément et indolents.

Rien aux poumons ni à la colonne vertébrale.

Sur la face plantaire du gros orteil, dans le pli articulaire inter-phalangien, nous trouvons une petite cicatrice ayant cinq à six millimètres de long sur un de large. Elle est d'un noir très-foncé, peu mobile sur les téguments voisins. C'est à cette place que s'élevait le grain de beauté signalé plus haut.

Les mouvements des articulations du gros orteil sont absolument libres.

Pas de ganglions appréciables dans le creux poplité.

L'état général est resté excellent.

Le volume de la tumeur de l'aine, les ganglions de la fosse iliaque ne permettent pas de songer à une intervention chirurgicale.

Après quelques jours passés à l'Hôtel-Dieu, le malade retourne chez lui et est perdu de vue.

Quoiqu'il en soit, et quelqu'ait été le mode de

début de l'affection, au bout de quelque temps on se trouve en face d'une ulcération présentant, le plus ordinairement, les caractères suivants : ses bords sont assez régulièrement arrondis ; ils sont légèrement indurés, mais ne forment pas de bourrelet saillant ; ils rappellent un peu l'aspect du tissu de cicatrice et se continuent insensiblement avec le fond de l'ulcère. Ce dernier est recouvert de bourgeons volumineux, grisâtres et tendant de plus en plus à faire saillie au-dessus des téguments. La peau adjacente à l'ulcération ne présente rien de particulier à noter, si ce n'est un peu de rougeur et quelquefois une certaine tuméfaction. La suppuration est peu abondante mais ordinairement fétide.

Dans certains cas, on peut observer, sur divers points de la plaie et surtout sur les bords, de petits dépôts de pigment, d'un bleu foncé, formant ici un liseré très fin sur la peau non ulcérée, et là des taches plus considérables à cheval sur les bords mêmes de l'ulcération.

Ces dépôts colorés, qui sont pris souvent pour de la matière mélanique, n'ont cependant pas toujours la gravité qu'on est tenté de leur attribuer, témoin le fait observé par nous-même, dans le service de M. Mollière, et dont nous donnons ici l'observation.

OBS. V (Inédite). — SARCÔME DU GROS ORTEIL

(Personnelle)

André Gr..., cultivateur à Anthon (Isère), âgé de 49 ans,

entre le **22** décembre 1881, salle Ste-Marthe, à l'Hôtel-Dieu. (Service de M. le docteur Mollière).

Le malade a toujours joui d'une bonne santé; il est marié et père d'un enfant qui se porte très bien. Pas d'antécédents héréditaires d'aucune sorte; pas de syphilis.

Il y a environ deux ans, une vache lui monta sur le gros orteil du pied gauche; l'ongle fut brisé et en partie arraché. Le malade coupa les débris de cet ongle avec des ciseaux et pansa la plaie avec de l'arnica, puis avec un onguent qui, dit-il, faisait bien suppurer.

Au bout de deux mois, il fit appeler un médecin, qui finit d'arracher l'ongle et cautérisa la plaie avec la pâte de Vienne, puis aussitôt après avec un liquide qui était probablement du chlorure de zinc. La plaie qui en résulta fut pansée au vin aromatique; elle parut un moment se cicatriser et il ne restait plus qu'une petite solution de continuité au centre de la cicatrice. Mais, peut-être sous l'influence de la fatigue, car le malade s'était remis à travailler, elle recommença à s'étendre en largeur.

Le malade dit qu'avant son accident il n'avait jamais rien remarqué de particulier sur cet orteil, ni verrue, ni tache d'aucune sorte.

Il y a six à sept mois, il remarqua une grosseur dans l'aine du même côté; il la frictionna avec de l'eau-de-vie camphrée, et il prétend qu'elle a diminué de volume. A part la période inflammatoire occasionnée par le traumatisme, il n'a jamais souffert ni de sa plaie de l'orteil, ni de sa tumeur de l'aine, si bien qu'il a toujours continué à travailler.

Aujourd'hui, voici ce que l'on constate :

La deuxième phalange du gros orteil gauche est un peu augmentée de volume et légèrement rouge à la face supérieure, c'est-à-dire au pourtour de la plaie. A la place de l'ongle, dont il ne reste aucune trace, on trouve une ulcération de la largeur d'une pièce de deux francs ; ses bords sont un peu indurés et formés par un tissu qui rappelle celui des cicatrices. Sur certains points de sa périphérie, on remarque un léger liseré noirâtre. On trouve même, sur la partie interne de l'ulcération, une tache noirâtre, de la grosseur d'une lentille, dont une moitié se trouve sur l'ulcération même et se délimite assez difficilement, et dont l'autre moitié est située sur la peau et présente une coloration bleu foncé. On ne trouve de taches noires sur aucune autre partie du corps. La plaie n'est ni exubérante ni anfractueuse ; elle paraît tout à fait superficielle ; elle suppure peu, mais elle a une odeur fétide. La première phalange du gros orteil paraît tout à fait saine ; il en est de même du reste du membre.

Dans l'aine du même côté, on trouve, en avant et en dedans de l'artère fémorale, une tumeur de la grosseur d'un petit œuf de poule, dure, lisse, légèrement mobile sur les parties profondes et non adhérente à la peau. Elle n'est douloureuse ni spontanément ni à la pression. La peau ne présente rien de particulier à ce niveau.

Le malade a conservé un bon appétit ; il dort bien, en un mot, la santé générale est très bien conservée. Aussi est-il tout étonné quand on lui propose l'amputation de l'orteil malade, car, grâce à une large chaussure, il n'a jamais cessé de marcher jusqu'au moment où il est entré à l'hôpital.

6 Janvier 1882. — L'ulcération ne paraît pas avoir augmenté d'étendue, mais la tache noire, située sur son bord interne, s'est un peu élargie, et de plus, il s'en présente une nouvelle sur le bord externe. Le malade n'accuse toujours aucune douleur.

La tumeur de l'aine n'a subi aucun changement appréciable.

La santé générale est toujours assez bonne.

9 Janvier. — Les taches noires, que l'on remarque sur l'ulcération et sur ses bords, augmentent de plus en plus de

volume. De plus, l'ulcération commence à faire un relief assez appréciable.

10 Janvier. — On fait l'amputation de l'orteil d'un seul coup de ciseaux.

La section a porté sur la deuxième phalange, mais a intéressé légèrement la première phalange vers sa région dorsale. On procède ensuite à l'ablation de la tumeur de l'aine.

Cette dernière consiste en un seul ganglion ayant la grosseur d'une noix, présentant une coloration noirâtre et laissant échapper à la coupe une bouillie noire sanguinolente.

Un pansement de Lister a été appliqué sur chacune des plaies.

Les suites de l'opération ont été des plus simples, la température n'a pas dépassé 38°.

17 Janvier. — On défait le pansement. Les deux plaies sont en très bonne voie de cicatrisation. L'état général ne présente rien de particulier à noter. On applique un nouveau pansement de Lister sur chaque plaie.

21 Janvier. — On défait le pansement de l'aine. La plaie a très bon aspect et est à moitié cicatrisée. On fait un lavage à l'eau phéniquée et on applique un nouveau pansement de Lister. La douleur est à peu près nulle. L'état général est excellent.

25 Janvier. — On renouvelle le pansement de l'aine. Rien de particulier à noter.

28 Janvier. — On refait le pansement des deux plaies, qui sont toutes deux aux trois quarts cicatrisées. Presque pas de suppuration.

1er Février. — Nouveau pansement de la plaie de l'aine. Rien de particulier.

6 Février. — On défait les deux pansements. La plaie de l'aine est cicatrisée ; celle du pied l'est presque complètement. Le malade part en convalescence pour Longchêne.

Voici le résultat de l'examen histologique fait par M. le Dr Augagneur.

Sur les coupes minces faites après durcissement dans l'alcool et colorées au picro-carminate d'ammoniaque, nous trouvons un tissu formé par l'assemblage d'éléments cellulaires ayant des formes variables. A la périphérie les cellules sont globuleuses, régulières et contiennent un ou plusieurs noyaux munis de nucléoles. Elles sont juxtaposées, sans qu'il y ait de matière interposée. Çà et là se voient quelques traînées de tissu fibreux, n'offrant nulle part de disposition régulière. Le plus grand nombre des éléments consiste en des cellules de grandeur assez uniforme, allongées, fusiformes. Leurs noyaux sont très évidents. Nulle part on ne trouve de tissu adipeux. Les vaisseaux sont assez nombreux et semblent dépourvus de paroi propre.

Dans un grand nombre de points se trouvent des amas de globules sanguins provenant d'hémorrhagies interstitielles. Ces amas tranchent par leur coloration verdâtre sur le reste de la préparation colorée par le carmin.

Les points noirs qui, avant l'opération, avaient fait songer à la mélanose, ont été soigneusement examinés. L'existence d'épanchements sanguins sur les coupes nous disposait à repousser la mélanose. Nous avons, pour plus de sécurité, enlevé un des points noirs de la tumeur. Ce fragment, dissocié et porté sous le champ du microscope, montre que les grains qui composent l'amas noirâtre sont de couleur différente, depuis le rouge brun jusqu'au noir. Tous sont extra-cellulaires, de volume différent et irréguliers. Une goutte d'acide sulfurique étendu, ajoutée à la préparation, dissout rapidement tous ces grains, qui ont disparu en quelques minutes.

La coloration noire est due, par conséquent, au sang épanché et non à du pigment mélanique.

La tumeur s'est développée dans le tissu cellulaire, au-dessous du lit de l'ongle. Le périoste et l'os sont parfaitement intacts.

Plus tard, les bourgeons charnus, qui n'ont cessé de se développer, deviennent de plus en plus saillants et finissent par constituer une véritable tumeur. Cette dernière présente une surface légèrement mamelonnée, d'une coloration rouge ou rosée donnant lieu parfois à de petites hémorrhagies. Sa forme est plus ou moins sphérique et sa base peut présenter une sorte d'étranglement au niveau des bords de l'ulcération, qui se trouvent alors recouverts en partie par le tissu de nouvelle formation, ainsi que nous l'avons observé chez le malade qui fait le sujet de l'observation I.

D'après ce que nous venons de dire, on pourrait croire que, à part les cas où la chirurgie intervient pour en arrêter le développement, la marche de la lésion aboutit toujours à la formation d'une tumeur. Il est cependant des cas où les choses se passent d'une manière différente et dans lesquels la maladie évolue complètement sans que la lésion locale ait jamais revêtu d'autre forme que celle d'une simple ulcération. C'est en surface seulement que le mal tend alors à se développer. Nous ne croyons pas cependant que cette forme se présente souvent, car nous n'en avons trouvé qu'une seule observation que nous reproduisons textuellement.

OBS. VI. — Ulcère sarcomateux du tégument externe

(Publiée par le docteur Lucke) (1)

Pauline A..., de Tegel, 19 ans. Bonne santé antérieure ; surtout aucun symptôme chez elle d'une dyscrasie spéciale.

En automne 1860, elle se blessa au gros orteil du pied droit, en ramassant des ramilles. Bien qu'elle y ressentît de la douleur et qu'il s'y développât de l'inflammation, elle continua à vaquer à ses occupations ; l'intervention d'un médecin ne fut pas requise. Une partie du gros orteil prit alors, à une époque qui n'est guère précisée, une teinte livide et devint insensible. Bientôt le mal envahit le deuxième orteil et décida la patiente à se faire admettre à la clinique, le 1er février 1861. Nous trouvâmes la malade avec un état général bien satisfaisant ; la nutrition générale n'avait pas souffert. Le premier et le deuxième orteil étaient gangrenés, avec une ligne de démarcation assez nette. Tout autour, on relevait à peine une réaction inflammatoire très limitée, et nulle part la moindre trace de tuméfaction. Quant aux causes de la gangrène, nous ne pûmes rien trouver, et nous fûmes à nous demander si elle était due à une gelûre ou à un excès de négligence. Nous procédâmes à la désarticulation et nous rapprochâmes les deux bords de la plaie, sans toutefois chercher une réunion immédiate ; néanmoins, la plaie, placée dans un bain permanent, se recouvrit de bourgeons charnus et ne tarda pas à se fermer sur un espace de deux gros. Mais depuis lors, la cicatrisation n'a pas fait d'autres progrès ; les bourgeons devinrent mous, sans pourtant saigner facilement. A partir du 3 avril, la plaie alla

(1) *Virchow Archiv.* t. xxiv, p. 188.

s'étendant très rapidement, mais seulement en surface ; le fond était grisâtre, pendant que les bords n'étaient ni infiltrés ni douloureux ; de sorte qu'on ne pouvait songer à la pourriture d'hôpital. Alors furent faites des applications assez énergiques de fer rouge ; il s'établit une bonne suppuration et la cicatrisation reprit.

La malade quitta l'hôpital, non encore guérie, pour revenir en août. La plaie s'était de nouveau assez agrandie, ne suppurait presque plus et avait des bords plats. Sous l'influence d'un traitement approprié, elle diminua de nouveau, mais sans guérir.

La patiente se déroba encore au traitement. Au mois d'octobre elle reparut, elle semblait forte et bien portante, malgré l'absence de menstruation depuis sept mois ; pas de pertes blanches. L'ulcération s'était bien agrandie, mais toujours en surface seulement. Le fond était mou et d'une couleur gris-rougeâtre toute particulière ; les bords étaient assez plats, ni durs ni rouges. Les ganglions du pli de l'aine correspondant étaient assez volumineux et durs. On enleva alors l'ulcération avec le troisième orteil et les têtes des deuxième et troisième métatarsiens ; la plaie fut réunie. La cicatrisation alla bien jusqu'au commencement de décembre, époque à laquelle il se montra sur la cicatrice une petite ulcération qui avait tout à fait l'aspect de la précédente. Elle suppura un peu pendant quelque temps puis se cicatrisa. Mais on vit bientôt apparaître à côté de la cicatrice une nouvelle ulcération qui persiste encore. Les parties molles de la cicatrice dénotent une tuméfaction encore apparente. L'os situé au-dessous n'est pas encore le siége d'une condensation qui puisse dénoter la formation d'un cal ? L'état général de la malade est excellent.

La marche de l'ulcère, qui, tout en admettant que la malade ait occasionné par sa faute un retard réel de la cicatrisation, présenta quelque chose d'anormal, m'engagea à entreprendre des recherches microscopiques sérieuses. Elles donnèrent les résultats suivants. Dans le liquide rare du fond de l'ulcération on vit, à côté de quelques globules de pus, principalement des débris moléculaires et, en assez grand nombre, des cellules fusiformes à noyaux ovales apparents et nucléoles, à contour déjà peu net et à contenu granuleux. Une coupe, pratiquée près des bords, laissa reconnaître au microscope, sous le fond de l'ulcère et en certains points seulement, une couche formée par un tissu stratifié rougeâtre. On racla avec le couteau ce tissu rougeâtre et, dans le liquide ainsi obtenu, on vit un nombre incroyable de cellules fusiformes de moyenne grandeur, à contour net, montrant toujours un seul noyau ovale et un ou plusieurs nucléoles. Des coupes fines laissèrent voir un tissu de cellules fusiformes serrées en masse les unes contre les autres, dont fréquemment les noyaux n'étaient pas visibles, mais qui se laissaient isoler facilement. A mesure que l'on s'approchait de l'extérieur, on voyait ces éléments tomber en une masse de détritus granuleux. En certains points, on ne constatait, dans le tissu conjonctif sous-cutané, que quelques traces de cellules fusiformes formant des groupes plus ou moins nombreux. En d'autres points, on ne voyait qu'une agglomération de cellules rondes, de la dimension des globules de pus. Parfois, à mesure que l'on s'approche de l'extérieur, le tissu conjonctif se transforme directement en ce détritus graisseux que l'on trouve au fond de l'ulcère.

Nous ne nous sommes occupé jusqu'ici que de phénomènes purement locaux. Il existe cependant, comme on a déjà pu s'en convaincre en parcourant les différentes observations, un autre ordre de faits présentant un caractère des plus graves; nous voulons parler de l'extension de la maladie aux organes éloignés, autrement dit de sa généralisation.

Nous avons vu que la lésion locale présente, en

général, assez peu de tendance à envahir les parties
voisines, au moins pendant un certain temps qui
peut quelquefois même être assez long. Malgré cette
apparence de bénignité, il ne tarde pas à se
développer de nouvelles productions sur le trajet des
lymphatiques. On voit alors apparaître, le long du
membre malade et surtout dans l'aine, des tumeurs
arrondies, d'abord dures, mobiles latéralement et
siégeant manifestement dans les ganglions lymphatiques de la région. Ces masses ganglionnaires
acquièrent assez rapidement un développement
considérable; elles prennent une consistance plus
molle, deviennent même fluctuantes sur certains
points, et la peau qui les recouvre, distendue outre
mesure et adhérente cette fois, laisse souvent voir
à travers son épaisseur la coloration plus ou moins noirâtre du tissu morbide. Au bout de quelque temps, les
ganglions voisins subissent la même transformation
et l'on peut constater la présence de nouvelles
tumeurs dans la fosse iliaque, dans le foie, dans
la plèvre, en un mot dans les différents organes de
l'économie. En dehors de l'état de cachexie et
d'amaigrissement dans lequel la généralisation du
néoplasme finit par jeter le malade, on peut observer
alors différents phénomènes locaux en rapport avec
le siége des nodosités secondaires. Ainsi, les épanchements dans le péritoine et dans les plèvres, lorsque
les séreuses sont malades, la tuméfaction de la rate
et, avant tout, l'hypertrophie du foie, la constatation
des tumeurs à sa surface et l'ictère, tels sont les signes
attestant l'infection dans chacun des organes précé-

dents. Des douleurs ostécopes témoigneront de l'envahissement du système osseux par la néoplasie, ce qui s'observera surtout au niveau des vertèbres. Enfin, si les centres nerveux eux-mêmes sont atteints, on pourra voir survenir des paralysies diverses, des convulsions, ou seulement un état d'assoupissement continuel, comme cela a été constaté chez la malade qui a fourni le sujet de l'observation suivante.

OBS. VII. — SARCÔME MÉLANIQUE AYANT DÉBUTÉ PAR LE TROISIÈME ORTEIL. GÉNÉRALISATION. MORT. AUTOPSIE

(Publiée par M. Richet, interne des Hôpitaux) (1)

Baud..... (Pauline), âgée de 73 ans, salle Ste-Agathe, lit n° 3, est entrée à l'hôpital pour une affection du pied qu'elle dit être une plaie ancienne non cicatrisée du troisième orteil.

On constate une tumeur assez volumineuse, ulcérée, fongueuse et saignante. Elle donne lieu à de petites hémorrhagies et communique aux linges qu'on y applique une odeur fétide.

Depuis le 28 août 1872, jusqu'au milieu de janvier 1873, la tumeur ne fit pas de progrès sensibles. Mais l'état général s'aggrava considérablement et les ganglions de l'aine devinrent volumineux, bosselés, faisant sous la peau une saillie noirâtre. D'une part, ils se prolongeaient sur une étendue de quelques centimètres à la partie interne de la cuisse; d'autre part, ils faisaient saillie au-dessus de l'arcade crurale, et on sentait comme une corde rigide assez douloureuse au toucher, corde qui se prolongeait dans l'abdomen.

(1) *Bulletin de la Soc. anat,* de Paris, 1873, p. 136.

L'état général devient de plus en plus grave. La peau prend une teinte jaune-paille caractéristique ; elle est sèche et ichthyeuse. Les lèvres sont fuligineuses. La malade est dans un état d'assoupissement continuel. Cependant les facultés intellectuelles sont intactes et il n'y a pas de paralysie. Enfin la malade meurt le 1er février dans le coma.

Autopsie. — La tumeur du pied est reconnue être un *sarcôme mélanique*. On y trouve des cellules avec des noyaux multiples et des prolongements. Les cellules sont remplies de matière pigmentaire noirâtre sous la forme de granulations. Les noyaux noirs et ces granules pigmentaires très fins sont insolubles dans l'acide sulfurique.

Le quatrième orteil est en partie malade, mais le troisième orteil est détruit en entier.

On trouve dans tous les viscères, sauf dans l'estomac, des granulations noires plus ou moins volumineuses. Dans le *cerveau*, deux ou trois masses pigmentaires, grosses à peu près comme des noisettes, et cinq ou six plus petites, surtout au niveau de la circonvolution du corps calleux. A la coupe du cerveau, on trouve, de distance en distance, des petits points noirs, gros comme des têtes d'épingles. Il y en a dans le cervelet, mais il en manque dans la protubérance et le bulbe.

Le *foie* surtout présente des particularités remarquables. Il est très gros, comme truffé par de grosses masses mélaniques. Mais elles ne sont pas toutes noires. Dans l'épaisseur du foie, on en rencontre de petites, cartilagineuses, qui donnent au foie tout entier une consistance très ferme.

Examinées au microscope, les tumeurs sont reconnues être des sarcômes avec noyaux et granulations pigmentaires mais moins abondantes.

On a constaté aussi que, dans le *corps des vertèbres* lombaires, il y avait des granules pigmentaires.

Le point sur lequel nous tenons surtout à appeler l'attention, c'est le développement rapide de ces tumeurs secondaires, comparé à la marche lente et si peu inquiétante, en apparence, de la lésion primitive. Nous voyons, en effet, dans l'observation I, que la tumeur du pied n'a pas dépassé le volume d'un œuf de pigeon, et cependant le malade portait dans l'aine une tumeur mesurant 27 centimètres de diamètre et qui, un mois après, en mesurait 3o. Quelquefois même, la tumeur primitive a pu être détruite et remplacée assez promptement par une cicatrice ; et cependant, sans qu'il y ait eu de récidive locale, la généralisation n'en est pas moins survenue d'une manière rapide, comme on le voit dans les observations III et IV. Dans ces cas, les malades ne se plaignant que des tumeurs secondaires et n'ajoutant aucune importance à l'ancienne lésion de l'orteil, puisque elle est cicatrisée, le chirurgien peut se laisser induire en erreur de la façon la plus complète sur la nature de la tumeur, s'il n'a la précaution d'examiner le pied et surtout s'il n'est prévenu de la possibilité d'une marche semblable. L'observation de Follin nous offre un exemple remarquable de ce genre d'erreur.

Un fait à noter aussi, c'est le peu de douleur qu'occasionnent en général ces sortes de tumeurs. Presque tous les malades disent qu'ils ne souffrent pas et que c'est à peine s'ils ressentent de temps en temps un peu de cuisson au niveau de la plaie. Aussi, la plupart continuent-ils à marcher et à vaquer à leurs travaux jusqu'au moment où apparaissent les tumeurs secondaires. Ces dernières mêmes ne sont

guère plus douloureuses que la lésion primitive.
L'état général reste pendant longtemps excellent ;
la généralisation paraît même n'avoir aucun retentissement sur lui, tant qu'elle se borne à la région inguinale ; c'est seulement lorsque le néoplasme fran-
chit cette barrière, qui l'a arrêté un instant, que les
malades commencent à tomber dans cet état de cachexie dont la mort sera le terme.

Nous ajouterons, aux observations déjà citées, deux
autres cas de sarcôme mélanique des orteils, relatés
dans le dictionnaire de médecine et de chirurgie pratique. L'un a été observé par Heurtaux (1) et l'autre
par Ed. Delorme (2) dans le service de Verneuil.
Dans l'un et l'autre cas il y eut généralisation rapide,
mais c'est le seul détail que nous trouvions signalé.
Nous y joindrons deux autres faits indiqués dans les
bulletins statistiques du service de M. Mollière. L'un
est relatif à une femme de 56 ans, journalière, qui
présentait une tumeur mélanique du quatrième
orteil, avec ganglions engorgés dans l'aine. Après
l'ablation de l'orteil, la malade a été perdue de vue.
Dans l'autre cas, il s'agissait d'un homme de 58 ans,
cultivateur. Voici les détails d'ailleurs très succincts,
que nous trouvons mentionnés : « Sarcôme du pied,
ayant débuté par le gros orteil ; hémorrhagies multiples. Goître ; inflammation spontanée et guérison
du goître. Amputation palliative du pied, sans anes-
thésie. Mort de généralisation. »

Nous regrettons de ne pouvoir donner une histoire

(1) *Dict. de méd. et de chirur. pratique*, t. XXII, p. 72.
(2) *Idem*, t. XXVII, p. 736.

plus complète de ces deux malades, mais il a été impossible d'en retrouver les observations.

Nous signalerons encore les deux faits observés par Gluge (1) et par Bennett (2), dont il est fait mention dans le *Traité des tumeurs* de Virchow, ainsi que les deux cas de Velpeau et de Marjolin, que nous trouvons cités dans le *Dictionnaire de médecine et de chirurgie pratique.* (3) Nous ne faisons que les indiquer, n'ayant pu, malgré nos recherches, en retrouver la relation détaillée.

En terminant cet exposé symptomatique, nous ajouterons que l'on peut aussi rencontrer, au niveau des orteils, des sarcômes présentant la forme et la marche habituelle de ce genre de néoplasme, c'est-à-dire débutant par une tumeur que recouvre une peau non ulcérée et qui peut rester pendant plusieurs années stationnaire, pour prendre, à un moment donné, un développement plus rapide, mais sans retentissement du côté des ganglions. Tel est le cas rapporté par Lebert dans sa *Physiologie pathologique.*

OBS. VIII. — Tumeur fibro-plastique développée autour du gros orteil.

(Rapportée par Lebert) (4).

Une femme âgée de 46 ans, cuisinière, d'une bonne consti-

(1) Gluge. *Atlas der path. anat.*, liv. iii, tab. I, fig. 5-6.
(2) Bennett. *Edimb. Month. journal*, août 1851, p. 189.
(3) *Dict. de méd. et de chir. pratique*, t. xxvii, p. 734 et 736.
(4) Lebert. *Physiologie pathologique*, 1845, t. ii, p. 136.

tution, entra à l'Hôtel-Dieu pour se faire opérer d'une tumeur
qui avait son siége autour du gros orteil. La malade avait
conservé un embonpoint assez considérable, mais son teint
était anémique, vu qu'elle avait perdu beaucoup de sang pendant les derniers temps à la suite d'applications irritantes sur
la tumeur qui s'était ulcérée.

Elle avait été réglée depuis l'âge de 13 ans, et toujours
régulièrement. A l'âge de 23 ans, elle avait eu un enfant; à
part une affection rhumatismale passagère, sa santé avait toujours été bonne.

Plus de 20 ans avant son entrée à l'hôpital, elle s'était aperçue
qu'elle portait une petite tumeur sous le gros orteil droit.
Pendant 15 ans, cette tumeur n'augmentait que lentement, et
n'avait atteint qu'à peu près un pouce de longueur sur un peu
moins de largeur. Pendant les années suivantes, elle se développa un peu plus, et, cinq mois avant l'entrée à l'hôpital, elle
avait le volume d'un œuf de poule. La peau qui la recouvrait
était un peu tendue, les veines sous-cutanées étaient assez
développées; cependant, il n'y avait ni adhérence ni inflammation de la peau. La malade continuait encore à marcher en
appuyant sur le côté externe du pied. Elle n'en souffrait guère,
lorsque, d'après les conseils d'un empirique, elle mit des
substances très irritantes sur cette tumeur, qui bientôt s'ulcéra.
La vascularité se développa fortement à la surface de l'ulcération; il y eut de fréquentes hémorrhagies, qui quelquefois
étaient très abondantes, et des douleurs presque continuelles.
La tumeur avait ainsi acquis un volume énorme, au delà de
deux poings, et comme elle continuait encore à croître,
M. Denonvilliers fit l'amputation de l'orteil dans le milieu de l'os
métatarsien.

La tumeur avait son siége dans le tissu cellulaire sous-cutané
de la partie inférieure du gros orteil; mais les phalanges,
examinées avec soin, ne montraient pas la moindre altération,

et l'os était parfaitement sain. La partie de la tumeur qui était
le siége des hémorrhagies était aussi le siége d'épanchements
sanguins interstitiels dans son intérieur, et offrait non seulement
un développement vasculaire considérable, mais encore de
nombreux éléments fibrineux. Dans ces places, le tissu était
d'un brun rougeâtre ou d'un gris noirâtre ; dans tous les autres
endroits, le tissu était d'un jaune pâle ; il montrait une disposition lobulaire ; les lobules étaient, par places, séparés par un
tissu fibreux.

Les éléments microscopiques de ce tissu sont principalement,
1° des corps fusiformes ayant jusqu'à o^{mm} 025 de longueur
sur tout au plus o^{mm} 01 de largeur, renfermant des noyaux
elliptiques, et dans ces derniers deux ou trois granules très fins ;
2° des feuillets arrondis et granuleux contenant un certain
nombre de noyaux ronds et ovoïdes ; 3° des globules de o^{mm} 0125
à o^{mm} 015 contenant un noyau et des granules ; beaucoup
de ces globules sont pointus, soit d'un côté, soit à leurs
extrémités ; 4° beaucoup de noyaux de o^{mm} 005 à o^{mm} 0075
s'y trouvant à l'état libre, non entourés d'une membrane d'en-
veloppe ; 5° le tissu blanc qui sépare quelques globules ; ce
tissu est essentiellement formé par des fibres cellulaires tor-
tueuses entre lesquelles on reconnaît encore beaucoup de globules fibro-plastiques.

Tous ces éléments se retrouvent même dans les places alté-
rées par les épanchements sanguins, mais ils y sont mêlés à de
la fibrine coagulée. Nous notons encore, dans cette tumeur,
l'absence complète d'éléments graisseux.

Il n'en est pas moins vrai que, si des faits sembla-
bles sont possibles, ils constituent une exception fort
rare, et que, dans la grande majorité des cas, le cancer
des orteils se présente avec tous les caractères de bénignité trompeuse et de généralisation rapide sur lesquels nous avons insisté dans le cours de ce chapitre,

Etiologie.

Après avoir étudié les caractères cliniques de
cette affection, il est tout naturel de rechercher
quelles sont les causes de son apparition et les cir-
constances qui président à son développement.

Nous ferons d'abord remarquer que le cancer des
orteils est une affection rare, puisque, malgré nos
recherches, nous n'avons pu en recueillir qu'un très
petit nombre de cas. Lebert, qui cite un grand
nombre d'observations de tumeurs fibro-plastiques,
ne rapporte qu'un seul cas dans lequel la maladie
se soit développée au niveau des orteils, encore n'y
a-t-il pas eu de généralisation.

Si, d'autre part, nous recherchons quelle peut
être l'influence de l'âge sur l'apparition de la maladie, il semble résulter des observations que nous

avons recueillies, qu'elle atteint d'une façon toute particulière les personnes ayant dépassé l'âge moyen de la vie. Ceci n'a cependant rien d'absolu puisque, dans le cas rapporté par Lucke, la malade n'avait que 19 ans.

Quant au sexe, il ne nous paraît pas avoir d'influence marquée.

Nous en dirons volontiers autant de l'hérédité.

Nous avons déjà signalé, dans notre symptomatologie, les différentes causes auxquelles les patients attribuent habituellement leur mal; c'est tantôt une blessure due à un soulier trop étroit, tantôt une piqûre produite par une épine, tantôt un écrasement de l'orteil, ou enfin la déchirure d'un nævus pigmentaire congénital.

Les malades sont trop affirmatifs sur ces faits pour que nous n'en reconnaissions l'importance. Mais ici une question se pose naturellement sur la valeur que l'on doit accorder à ces violences extérieures, au point de vue du développement de cette affection. Devons-nous considérer le traumatisme comme étant la cause essentielle de la maladie, ou bien ne faut-il voir en lui qu'un excitant spécial agissant sur un néoplasme préexistant pour lui imprimer une marche plus rapide? A ne considérer que les cas dans lesquels la maladie a débuté par la déchirure d'un nævus pigmentaire on serait tenté d'admettre cette dernière explication. Mais nous avons vu que, dans beaucoup de cas, le traumatisme a porté sur des tissus ne présentant jusque-là absolument rien d'anormal. Nous sommes donc obligé, au moins pour les cas

de ce genre, d'admettre l'influence d'une prédisposition particulière. La maladie existerait donc à l'état
latent, si je puis m'exprimer ainsi, et il suffirait d'un
excitant local quelconque pour en déterminer l'éclo-
sion. Nous sommes d'autant plus porté à admettre
cette explication que, dans certains cas, l'irritation
locale n'est même pas nécessaire, témoin le fait
relaté dans l'observation I. Alors, ne trouvant aucune cause à invoquer pour expliquer l'apparition
de la maladie, nous sommes bien obligé de la mettre
sur le compte d'une prédisposition individuelle.
Mais, à vrai dire, cela n'explique rien et ne fait que
reculer la difficulté.

Anatomie pathologique

Nous n'avons considéré jusqu'ici l'affection qui nous occupe qu'au point de vue purement clinique, aussi nous sommes-nous contenté de la désigner sous la dénomination assez vague de *cancer*. L'examen histologique, qui a pu être fait dans certains cas, montre cependant que l'on n'a pas toujours eu affaire au même genre de néoplasme.

Les différentes variétés de tumeurs malignes, que l'on rencontre au niveau des orteils, sont l'*épithéliôme*, le *sarcôme* et le *carcinôme*. Comme nous l'avons déjà annoncé au début de ce travail, nous nous bornerons à l'étude des deux genres *sarcôme* et *carcinôme*.

Les formes du sarcôme sont elles-mêmes très

variables. Les observations de Lucke (Obs. VI), de
Richet (Obs. VII) et notre propre observation (Obs. V)
montrent que l'on peut trouver ici le sarcôme à cellules
fusiformes, sans interposition de tissu fibreux. Mais si
l'observation de Lucke et la nôtre sont faciles à rapprocher de celle de Richet par la texture intime de
la tumeur, elles en diffèrent complètement par la présence, dans ce dernier cas, de la matière mélanique. Nous rapprocherons également des observations V et VI celle de Lebert, dans laquelle nous
trouvons notée la même constitution anatomique.
Dans ces trois cas la tumeur était formée principalement par des faisceaux de cellules fusiformes aux-
quels se trouvaient mêlés, sans disposition régulière
aucune, quelques traînées de fibres conjonctives.
Nous croyons, par conséquent, pouvoir les placer
dans la classe des sarcômes fasciculés.

Une question importante dans l'anatomie pathologique des tumeurs qui nous occupent est celle de
la mélanose. Constatée dans plusieurs observations
non suivies d'examen histologique, elle n'a été véri-
fiée sous le microscope que par M. Ch. Richet. Nous
croyions fermement à son existence dans le cas que
nous avons observé nous-même, et il nous a fallu
renoncer à cette idée après un examen complet. Pendant la vie, il est absolument impossible de décider,
dans certains cas, si on se trouve en présence d'hémorrhagies interstitielles ou de pigment mélanique.

Les épanchements sanguins semblent se produire
souvent dans ces sortes de tumeurs. Lebert a décrit
avec le plus grand soin les hémorrhagies qu'il avait

trouvées dans la tumeur qu'il examina, et sa description pourrait s'appliquer trait pour trait à notre observation.

Ces foyers hémorrhagiques doivent fatalement se produire, si l'on songe que la tumeur est par elle-même très molle et que les vaisseaux qu'elle renferme sont dépourvus de paroi propre. En outre, la situation du sarcôme aux orteils et particulièrement au gros orteil fait que les conditions les plus favorables aux ruptures vasculaires se trouvent réunies. La tumeur est, en effet, constamment dans une position déclive et exposée, pendant la marche, à des chocs qui peuvent quelquefois être très violents.

Il sera bon, croyons-nous, toutes les fois qu'on se trouvera en présence d'une tumeur de l'orteil, à coloration noirâtre, de faire des réserves et de n'admettre la mélanose que sous le bénéfice d'un examen microscopique ultérieur.

Quant au carcinôme, n'ayant qu'un seul cas à présenter, nous ne pourrions que reproduire ici textuellement l'examen histologique qui en a été fait. Nous nous contenterons de rappeler que cette tumeur était un squirrhe et nous renverrons, pour les détails, à l'observation elle-même (Obs. I).

Nous ferons remarquer enfin que le cancer des orteils, qu'il s'agisse du sarcôme ou du carcinôme, n'a jamais eu d'autre origine que la peau ou le tissu cellulaire sous-cutané. Lebert avait déjà noté l'intégrité absolue des os et du périoste, que nous avons reconnue nous-même.

Nous ajouterons à cette description quelques considérations sur le développement ultérieur de la maladie, c'est-à-dire sur sa généralisation.

Il semble résulter des faits que nous avons rapportés, que le cancer des orteils présente une malignité toute particulière. Nous voyons, en effet, que, dans les cas où l'on a eu affaire soit à des tumeurs mélaniques, soit au carcinôme, l'envahissement des ganglions s'est montré d'une manière encore bien plus rapide que lorsque ces néoplasmes siégent sur d'autres régions. Aucune explication de ce fait n'a encore été donnée, et Virchow lui-même, le seul auteur qui ait attiré l'attention sur cette question, est complètement muet sur ce point. Aussi nous bornerons-nous seulement à quelques remarques tirées de l'anatomie de la région.

On sait que les lymphatiques forment un réseau très serré au niveau des orteils, et personne n'ignore avec quelle facilité on voit survenir des lymphangites à la suite des blessures les plus insignifiantes de cette région. Il n'est donc pas étonnant que les productions malignes, développées sur les orteils, se propagent avec une si grande rapidité aux ganglions de l'aine et de là aux autres parties du corps. A ce propos, nous citerons une remarque que nous avons faite en lisant nos observations, c'est que, dans les cas qui ont montré une si grande malignité, la lésion primitive avait débuté soit par la région plantaire des orteils, soit par leurs parties latérales, c'est-à-dire sur les côtés de l'ongle ou dans les espaces interdigitaux. Or, on sait que le réseau lymphatique des orteils est beaucoup plus riche sur leurs faces latérales et plantaire que sur leur face dorsale.

Nous ferons remarquer, en outre, que, contrairement à ce que l'on observe dans les autres régions, la peau a été ulcérée dès le début, et dès le début, par conséquent, les éléments du néoplasme ont pu pénétrer facilement dans les lymphatiques. Nous pouvons comparer ce qui se passe ici à ce que l'on observe fréquemment dans le squirrhe, où les ganglions, après être restés longtemps indemnes, augmentent rapidement de volume une fois que la peau est ulcérée. Dans le cas qui nous occupe, la première période a fait défaut, et l'on a eu affaire immédiatement à la seconde, la plus grave.

Nous n'entendons pas trancher ainsi la question, mais nous avons cru devoir signaler ces faits, car ils nous ont paru avoir une certaine importance.

Diagnostic

On a pu voir, d'après ce que nous avons dit
jusqu'ici, qu'un des caractères principaux de la maladie consiste dans la forme trompeuse, que cette
dernière revêt toujours au début, et qui fait que les
malades et, la plupart du temps, les médecins eux-
mêmes commettent à ce moment-là l'erreur la plus
complète sur la nature de cette affection. Lorsqu'un
cancer, qu'il soit mélanique ou non, se développe
sur un point quelconque du corps avec ses caractères
habituels, si le diagnostic n'est pas toujours facile,
il est du moins en général possible. La forme de la
tumeur, sa consistance, sa coloration, son accroissement plus ou moins rapide peuvent fournir des
indications utiles. Il n'en est pas de même dans le cas
qui nous occupe ; la tumeur n'existe pas, et toute la

maladie consiste, au début, dans une simple ulcération.

Lorsque cette ulcération aura pris naissance
sur un nævus pigmentaire et que les bourgeons
charnus auront une tendance marquée à faire saillie
au-dessus des téguments, nous croyons que l'on
pourra se prononcer, sans hésiter, pour un sarcôme
mélanique.

Dans les cas où l'ulcération, développée sur une
peau saine en apparence, présentera sur ses bords
quelque tache noirâtre, on aura bien des chances de
ne pas se tromper en admettant l'existence d'un
cancer. Ces taches, il est vrai, ne sont souvent dues
qu'à la présence du pigment sanguin, mais on re-
marquera que les tumeurs malignes et surtout le sarcôme, présentent une disposition anatomique des plus
favorables à la production de ces hémorrhagies interstitielles.

En revanche, il est des cas, tels que celui qui fait
le sujet de l'observation I, ainsi que celui qui est
rapporté par Hutchinson (Obs. II), où le diagnostic
doit être des plus embarrassants. Nous allons passer
en revue les différentes lésions des orteils, qui pourraient être confondues avec cette affection, et nous
indiquerons, toutes les fois que cela sera possible,
les signes qui devront guider le chirurgien. Nous
serons toutefois obligé, dans cette étude, de nous en
rapporter presque exclusivement aux renseignements
fournis par les malades, n'ayant pas eu l'occasion
d'observer nous-même la maladie à son début.

Lorsque l'ulcération siége immédiatement en arrière ou sur les côtés de l'ongle, surtout si c'est le gros orteil qui est atteint, elle peut, comme on l'a vu, être facilement confondue avec les différentes variétés *d'onyxis*, et nous ne voyons pas trop à quel caractère on pourra la distinguer, s'il n'existe quelque dépôt de pigment dans son voisinage. Nous rappellerons seulement que l'apparition de l'onyxis est signalée par de la rougeur et du gonflement des téguments, ainsi que des douleurs, qui peuvent être légères au début, mais qui vont en augmentant au fur et à mesure du développement de la maladie ; tandis qu'on observe ordinairement l'inverse dans le cas que nous étudions.

La variété désignée par Wardrop sous le nom *d'onychia maligna* s'en distinguera peut-être plus facilement, car elle s'accompagne d'une inflammation assez vive de toute la phalange unguéale, à laquelle vient s'ajouter une fièvre plus ou moins intense. Une considération dont on devra tenir compte, c'est que l'ongle incarné est une maladie de l'adolescence ; l'âge de prédilection serait, d'après Gosselin, de 15 à 20 ans.

Une autre variété d'onyxis se rencontre à la *période secondaire de la syphilis*. Elle consiste dans une ulcération toujours assez creuse, au moins au début, avec des bords découpés et entaillés. Si plus tard, ce qui n'est pas le cas habituel, les fongosités se développent au point de former une sorte de tumeur, celle-ci est plus molle que le sarcôme ou le carcinôme, et la douleur à cette période est souvent très vive. Enfin, les antécédents et les autres manifestations de la diathèse fourniront des indications importantes.

Lorsque la maladie débute à la face plantaire, on pourrait songer, dans certains cas, au *mal perforant;* mais celui-ci se présente sous la forme d'un ulcère à fond irrégulier, villeux, à bords taillés à pic et limités par un bourrelet épidermique épais, dur, jaunâtre, tendant à recouvrir l'ulcération. De plus, un de ses caractères essentiels, c'est l'insensibilité que l'on rencontre soit au niveau de l'ulcère, soit au niveau des téguments voisins, insensibilité qui envahirait même habituellement, d'après Duplay, les orteils dans toute leur étendue.

On rencontre aussi quelquefois, au niveau des orteils, mais d'une manière tout à fait insolite, certains *ulcères syphilitiques de la période tertiaire,* ayant succédé à des tubercules ou à des gommes. Ils ont plutôt une tendance à creuser qu'à devenir exubérants ; leurs bords sont arrondis, taillés à l'emporte-pièce, durs, d'un rouge sombre ; le fond est inégal et grisâtre. On devra rechercher les autres manifestations syphilitiques et ne pas oublier surtout l'action, souveraine dans ces cas, de l'iodure de potassium.

Il nous reste maintenant à examiner les caractères qui pourraient permettre de distinguer entre elles les différentes tumeurs malignes des orteils que nous avons désignées, au point de vue clinique, sous le nom général de cancer.

Nous ne reviendrons pas sur ce que nous avons dit des sarcômes mélaniques qui débutent par une tache noire, souvent congénitale, s'ulcérant à un moment donné. Le diagnostic ici ne nous paraît pas trop souffrir de difficultés.

L'*épithéliôme* des orteils, dont nous n'avons pas parlé jusqu'ici, pour les raisons que nous avons indiquées au commencement de ce travail, est une affection rare ; nous n'avons pu en recueillir que deux cas rapportés dans la thèse de Davillé (1). Le fond de l'ulcère est très-irrégulier, anfractueux ; ses bords se montrent presque toujours sous forme de bourrelets saillants, rugueux et inégaux, et présentent, au moins dans une bonne partie de leur étendue, une induration et un décollement que l'on ne retrouve pas dans les autres variétés de cancer.

Le *carcinôme* est, sans contredit, la forme la moins fréquente du cancer des orteils. Malgré toutes nos recherches, il nous a été impossible d'en découvrir un seul cas authentique à ajouter à celui que nous avons observé. Nous pourrions peut-être rapprocher de ce fait celui d'Hutchinson (Obs. II), à cause de sa forme clinique, mais l'examen histologique faisant complètement défaut, nous ne pouvons que rester dans le doute. D'après ce que nous avons pu observer, le diagnostic du *carcinôme* et du *sarcôme* nous paraît bien difficile au début. On ne peut même pas invoquer ici, en faveur du carcinôme, l'existence de douleurs vives ; le malade que nous avons pu suivre ne souffrait pas. Peut-être l'étiologie pourrait-elle avoir une certaine valeur au point de vue du diagnostic, puisque le traumatisme, que les malades invoquent

(1) DAVILLÉ. *De l'épithélioma des orteils.* Thèse de Paris, 1880.

toujours comme point de départ du sarcôme, fait complètement défaut dans notre seul cas de carcinôme. Mais un seul fait ne constitue pas la règle.

En résumé, nous croyons qu'on ne pourra se prononcer en faveur du carcinôme que lorsqu'on aura vu se développer rapidement des tumeurs secondaires au niveau des ganglions lymphatiques du membre inférieur ; car, si ce fait se présente dans le cas de sarcôme, ce n'est que beaucoup plus tard. Nous ne parlons ici que du sarcôme pur, car dans les cas où il se complique de la présence de matière mélanique, la marche paraît être absolument la même que celle du carcinôme, et alors, à part les dépôts mélaniques, nous ne voyons pas de signe qui permette de les différencier l'un de l'autre.

Comme on a pu s'en convaincre en parcourant nos observations, le pronostic du cancer des orteils varie suivant la nature de la tumeur à laquelle on a affaire.

La forme qui de toutes nous a paru présenter le plus de gravité est bien certainement le carcinôme. Nous voyons, en effet, que le malade, qui fait le sujet de l'observation I, était porteur d'une énorme masse ganglionnaire dans l'aine, huit mois après la première manifestation de la maladie, et l'état dans lequel il se trouvait, au moment où nous l'avons perdu de vue, faisait penser à une mort très-prochaine.

Nous devons, à ce point de vue, placer à côté du carcinôme les sarcômes mélaniques, car ils paraissent présenter la même gravité que lui.

Tous les auteurs s'accordent, en effet, à considérer ces derniers comme se distinguant de toutes les

autres productions malignes par leur extrême tendance à se généraliser et à repulluler après l'ablation.
Dupuytren (1) était même d'avis de s'abstenir de
toute opération, comme étant inutile « lorsqu'on était
assuré d'avoir affaire au cancer noir. »

La mort survient généralement dans un assez bref
délai. Nélaton (2) attribue à la maladie une durée de
deux à trois ans, et les trois cas rapportés par
Cruveilhier (3), dans lesquels la terminaison fatale ne
survint qu'au bout de neuf ans, peuvent être consi-
dérés comme tout à fait exceptionnels.

Dans une statistique de MM. Cornil et Trasbot (4),
on voit que, sur 35 malades qui ont pu être suivis
depuis le début jusqu'à la mort, la durée totale a
varié entre trois mois et quatre ans. Aussi ces auteurs
considèrent-ils le mélano-sarcôme comme la plus
fatalement et la plus rapidement mortelle de toutes
les néoplasies.

Nous ferons cependant- remarquer ici que les
tumeurs mélaniques peuvent parfois rester très-long-
temps sans gravité apparente et ne présenter une
marche rapide qu'après avoir été écorchées. Il ne
paraît pas en être ainsi dans le carcinôme. Il est vrai
que ce dernier se développe beaucoup plus rapidement, une fois qu'il est ulcéré ; mais l'ulcération n'est
pas due ici à un traumatisme, elle est le fait de la
marche déjà envahissante du néoplasme.

<hr>

(1) *Revue médicale*, 1829, t. 1, p. 353.
(2) Nélaton. *Pathologie externe*, 1844, t. 1, p. 378.
(3) Cruveilhier, cité par Clauzel. Thèse de Paris, 1874.
(4) Cornil et Trasbot. *Mémoire sur la mélanose*, 1868.

Le sarcôme pur, bien qu'il mérite d'être rangé parmi les tumeurs malignes, est loin de présenter la même gravité que les deux variétés de cancer dont nous venons de parler.

Dans certains cas, le sarcôme a présenté un développement excessivement lent ; ainsi , chez cette femme dont parle Lebert, la tumeur avait débuté vingt ans auparavant ; mais il n'en prend pas moins, à un moment donné, une marche envahissante qui ne justifie que trop le nom de cancer.

D'autres fois cependant, même en l'absence de mélanose, on peut observer dans le sarcôme une malignité beaucoup plus grande, ainsi que le montre le fait rapporté par Lucke.

Il n'en est pas moins vrai que la gravité du sarcôme consiste principalement dans les récidives locales, et que, lorsque la généralisation survient, ce n'est, en général, que longtemps après le début de l'affection.

Traitement

En présence d'une semblable affection, quelle est
la conduite que devra tenir le chirurgien ? S'il s'agissait d'un sarcôme se présentant avec ses caractères
habituels, comme cela s'est vu dans le cas de Lebert,
il n'y aurait pas à hésiter, c'est à l'ablation de l'orteil
que l'on devrait avoir recours. S'agit-il du carcinôme, c'est encore le même traitement qui devra être
appliqué : mais l'opération ne devra toutefois être
tentée que dans les cas où l'on pourra espérer enlever
tout le mal. C'est ainsi qu'à l'amputation de l'orteil
ou du pied, suivant l'étendue de la tumeur, devra
s'ajouter l'extirpation complète de tous les ganglions
cancéreux qu'on pourra découvrir. Mais lorsqu'on
rencontrera dans l'aine d'énormes masses cancé-
reuses, plongeant dans le bassin, et ne paraissant pas

pouvoir être enlevées complètement, on devra s'abstenir de toute opération.

Quant aux tumeurs mélaniques, les auteurs sont loin de s'accorder au sujet de l'intervention chirurgicale en pareil cas.

Nous avons déjà dit que Dupuytren considérait toute opération comme inutile. Après lui, d'autres chirurgiens se sont montrés moins absolus et ont conseillé de s'abstenir seulement dans les cas de généralisation commençante. « Toutes les fois, dit Velpeau (1), qu'avec le noyau principal il existe quelques taches, quelques granulations de même nature, soit aux environs, soit sur d'autres régions, le malade fût-il d'ailleurs dans d'excellentes conditions de santé, on se gardera de pratiquer la moindre opération. » Telle est aussi l'opinion de Follin.

M. Simon (2) considère aussi dans cette maladie deux périodes au point de vue de l'intervention et il insiste principalement sur la guérison possible par une opération hâtive : « Le cancer pigmentaire, dit-il, le plus redoutable des cancers, combattu en temps opportun, serait susceptible de guérir radicalement. »

Il s'appuie sur l'autorité de Lawrence (3) et de Pruscha et sur quatre observations du docteur Pamard (4), d'Avignon, d'après lesquelles l'absence

---

(1) VELPEAU. *Méd. opér.* 1839. t. III, 192.

(2) SIMON. *Etudes sur quelques points de Path. et d'anat.* Thèse de Paris, 1861.

(3) *Lect. on Surg.*; *méd. gaz*, t. VI, p. 39

(4) *Annales d'oculistique*, t, XXVI, p, 155,

de récidive a été constatée cinq, six et même vingt-deux ans après l'ablation des tumeurs.

Virchow (1) émet les mêmes idées, voici comment il s'exprime : « Même dans les formes les plus malignes, telles que la mélanose, il y a des cas où l'on a observé une guérison locale durable. La guérison locale, il est vrai, ne protège contre la dissémination et la métastase que lorsqu'elle a été obtenue de bonne heure. » Il est d'avis qu'il faut opérer même à une époque tardive, parce qu'il n'existe pas d'époque déterminée pour l'apparition des accidents fâcheux : « Même pour la mélanose, dit-il, il ne faut pas exclure la possibilité d'une guérison complète. »

Ainsi, pour les auteurs que nous venons de citer, l'opération devra être tentée toutes les fois que l'on n'observera encore aucun signe de généralisation, et elle devra être rejetée comme inutile dans le cas contraire.

Mais il en est qui vont plus loin et qui considèrent l'opération comme hâtant le dénouement fatal, et il existe des faits qui semblent autoriser une telle manière de voir. MM. Lanceraux et Dubreuil (2) rapportent, en effet, l'observation d'un malade qui portait au niveau du talon une petite tumeur noire. Vers la fin de février 1860, il se présenta à M. Laffore, médecin des Quinze-Vingts ; sa tumeur était alors de la grosseur d'une noisette. On la toucha successivement avec la pierre infernale, puis avec le perchlorure de fer. Cet homme put continuer son travail,

(1) Loc. cit. p. 261.
(2) *Comptes rendus de la Société de biologie.* 1860, p. 111.

mais, vers le milieu de mars, il se présentait de nouveau avec une tumeur ganglionnaire dans l'aine, qui
ne fit que s'accroître depuis, et le 20 août de la même
année le malade mourait de généralisation.

Bush (1), en s'appuyant sur des faits analogues,
repousse d'une manière absolue toute intervention
chirurgicale dans les cas de tumeurs mélaniques.
Nous citerons ici une de ses observations, dans
laquelle nous voyons la lésion primitive siéger au
niveau des orteils.

OBS. IX. — Sarcôme mélanique du quatrième orteil. Généralisation. Mort.

(Rapportée par le Dr Bush).

Dans certains cas, la généralisation de la tumeur se fait
avec une énorme rapidité dans les organes internes et les ganglions lymphatiques, dès qu'on a extirpé le foyer primitif.
C'est ce que nous avons observé chez un médecin qui croyait
s'être écorché par la marche la peau d'un orteil. En réalité
il existait un mélanôme de la dimension d'une lentille, dans
l'espace interdigital du quatrième orteil. On l'engagea à ne pas
se faire opérer, parce qu'il existait déjà une légère tuméfaction
des ganglions de l'aine. Néanmoins, le malade se fit enlever
l'orteil et il mourut environ six semaines après.

Chez un autre malade, la tumeur primitive siégeait
au bras ; elle était sous-cutanée et ne s'accompagnait
d'aucun engorgement ganglionnaire, mais il y avait

(1) Berliner Klin. Woschenschrift, 1880. n° 16.

quelques taches mélaniques sur différentes parties du corps. On fit l'ablation de la tumeur et, cinq jours après, on constatait la présence de productions noirâtres, exulcérées sur toute la partie supérieure du bras, dans l'aisselle et sur le côté correspondant de la poitrine.

Enfin, chez un troisième malade, il existait, au niveau de la cuisse, un nævus pigmentaire qui se trouvait fréquemment écorché par les frottements du pantalon. Comme on ne constatait alors aucun signe de généralisation, on pratiqua l'ablation de la petite tumeur. Quelques mois après, le malade mourait et l'on trouvait, à l'autopsie, un mélano-sarcôme dans la boîte crânienne.

D'après ces faits, Bush est porté à croire que la mélanose n'a pas, à proprement parler, de période locale ; la première tumeur, que l'on observe dans ces cas, ne serait que la manifestation d'un état général particulier et son existence serait, au moins pour un certain temps, une sorte de garantie contre l'apparition d'autres productions analogues. Il en considère donc l'ablation comme étant la cause même de ce que l'on a l'habitude de désigner sous le nom de généralisation.

Nous ne pensons pas cependant que les obser·vations précédentes doivent être interprétées dans un sens aussi absolu. Nous voyons, en effet, que, dans le premier cas, il existait déjà une légère tumé-faction des ganglions de l'aine au moment de l'opé-ration. Dans le second, il n'y avait pas, il est vrai, d'engorgement ganglionnaire, mais les taches noires, que l'on observait sur les différentes parties du corps, indiquaient assez clairement que la maladie n'était plus seulement locale. Le troisième fait est peut-être plus embarrassant. Nous ferons cependant remarquer que la terminaison fatale n'est pas survenue aussi rapidement que dans les deux cas précédents. D'autre part, nous avons vu que la petite tumeur de la cuisse était, depuis un certain temps, le siége d'excoriations fréquentes, ce qui avait déjà dû provoquer la pénétration de la matière mélanique dans le torrent circulatoire. Si les ganglions intermédiaires entre la tumeur primitive et la tumeur secondaire étaient intacts, nous admettrons alors que l'infection a dû se faire, dans ce cas, par le système veineux, comme le veut Neumann.

Nous avons rapporté, dans notre symptomatologie, deux observations qui pourraient être invoquées à l'appui de la théorie de Bush (Obs. III et IV) ; mais dans les deux cas la lésion primitive avait été traitée par des cautérisations répétées, et nous sommes fortement porté à croire que ces cautérisations en ne détruisant pas du premier coup le néoplasme, en ont favorisé, au contraire, la dissémination, qui a pu alors se manifester même après la guérison locale.

Nous en dirons autant de l'observation de MM. Lanceraux et Dubreuil.

Ainsi donc, dans les cas où les phénomènes de généralisation ont suivi de près l'ablation de la tumeur primitive, l'opération nous paraît avoir été simplement impuissante à arrêter la marche naturelle de la maladie. Nous n'en voulons pour preuve que les faits observés par M. Pamard.

Nous reconnaissons, néanmoins, que la question ne peut pas être tranchée ainsi d'une manière définitive et que de nouvelles recherches sont nécessaires pour arriver à une solution satisfaisante.

Dans l'état actuel de nos connaissances, nous conseillerons donc, avec Velpeau, Follin, Virchow et la plupart des auteurs modernes, de pratiquer l'ablation de la tumeur toutes les fois qu'il n'existera aucun signe apparent de généralisation.

Nous proscrivons d'une manière absolue l'emploi des caustiques, parce que ceux-ci n'agissent pas d'une manière assez rapide et qu'il est impossible de savoir s'ils ont pénétré assez profondément. On devra donc se servir du bistouri et ne pas craindre de porter l'incision bien au delà des limites apparentes du mal.

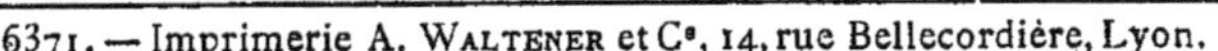

6371. — Imprimerie A. WALTENER et Cᵉ, 14, rue Bellecordière, Lyon.

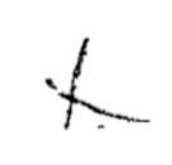

9 782019 259785